Santiago Box Davó

Efectividad de la entrevista motivacional en pacientes adultos obesos

Santiago Box Davó

Efectividad de la entrevista motivacional en pacientes adultos obesos

Revisión bibliográfica: Análisis de la efectividad de la entrevista motivacional en personas con obesidad adultas

Editorial Académica Española

Publisher:
Editorial Académica Española
is a trademark of
International Book Market Service Ltd., member of OmniScriptum Publishing Group
17 Meldrum Street, Beau Bassin 71504, Mauritius
Printed at: see last page
ISBN: 978-620-2-81116-3

Análisis de la efectividad de la entrevista motivacional en personas con obesidad adultas

Autor: Santiago Box Davó

Resumen

Introducción: Un problema tan contemporáneo y trascendental como es la obesidad precisa un remedio acorde a las personas que la sufren, destacando su incidencia en la población adulta. Realizar una entrevista motivacional dará lugar a un resultado positivo en la motivación y adherencia al tratamiento de las personas frente al problema.

Objetivo: Investigar sobre la literatura disponible acerca de la efectividad sobre la entrevista motivacional en las personas adultas que padecen obesidad (IMC $\geq$ 30,0 Kg/m^2) para mejorar su adherencia al tratamiento a través de la motivación. La cuestión que se eligió, pregunta PICO, para acotar la busca de artículos fue: ¿Es efectiva la entrevista motivacional en la población adulta obesa para mejorar la adherencia al tratamiento de la obesidad?

Metodología: Se consiguieron los distintos resultados de estudios llevando a cabo a cabo diferentes estrategias de búsquedas electrónicas en bases de datos como: MEDLINE y SciELO. Además, también se realizaron búsquedas manuales y rastreo de referencias. Se consiguieron 14 artículos de distintos países para determinar y analizar los datos obtenidos, centrándose en dos variables o: la motivación de la persona o paciente y su adherencia al tratamiento.

Resultados: Todos los artículos seleccionados mostraron diferencias estadísticamente relevantes en la adherencia al tratamiento de los pacientes a través de la motivación (p ≤ 0.05), tras llevar a cabo la intervención de una entrevista motivacional y a continuación, llevar un seguimiento en los pacientes.

Conclusión: La entrevista motivacional demuestra un rendimiento positivo en la actitud de los pacientes con obesidad y la adherencia al tratamiento.

Palabras clave: Cumplimiento, Adherencia al Tratamiento, Efectividad, Adulto Obesidad y Entrevista Motivacional.

AGRADECIMIENTOS

Agradecer el apoyo a mi familia y Fito,

a mis amigos de toda la vida y la universidad,

a los compañeros de trabajo,

a todos, que siempre están.

El Tren Huracán

ÍNDICE:

INTRODUCCIÓN

Una de las cuestiones más pertinentes y alarmante para la salud a día de hoy son las enfermedades crónicas (1). La OMS afirma que, el ascenso de los casos de obesidad a nivel mundial es muy elevado. Esta entidad declara que, en 2014, el 52% de la población que tienen 19 o más años a nivel mundial manifestaba sobrepeso; y un 13% de este grupo obesidad (1-2). Actualmente, 6 de cada 10 fallecimientos son debidos a enfermedades no transmisibles, donde predominan las afecciones cardiovasculares (ECV) sobre todo en los países avanzados o desarrollados, siendo el primer factor de mortalidad (3).

Hay certeza en el vínculo entre la disminución de la morbimortalidad por las enfermedades crónicas más comunes y los estilos de vida (1, 3). Se estima que alrededor del 80% de las ECV, el 90% de estas se podrían haber prevenido a través de dieta saludable y el abandono de los malos hábitos (tabaco…) Dentro de todas estas enfermedades que forman este grupo, la investigación hará hincapié en la obesidad (3).

La obesidad se considera una enfermedad crónica multifactorial que tiene gran trascendencia sociosanitaria y económica convirtiéndose en una cuestión de salud pública, no es solo un dilema estético, debido al aumento de la morbimortalidad y el empeoramiento de la calidad de vida de los pacientes. (4).

La prevalencia de la obesidad ha aumentado con el paso del tiempo, y su manejo se complica a causa de dos problemas: el peligro e inseguridad que significa para padecer comorbilidades y la falta de adherencia al tratamiento (5). El primer problema se basa en que el paciente al padecer obesidad puede dar lugar a la aparición de otras como: hipertensión arterial, diabetes mellitus tipo 2, altos niveles de colesterol, enfermedades cerebrales y cardiovasculares, y cánceres como: de colón, endometrio o mama…, provocando una disminución de la esperanza de vida. El segundo se debe al poco seguimiento de la enfermedad y tratamiento para el control del peso, debido a que el paciente tiende a tomar una postura pasiva ante su enfermedad (6-7).

No obstante, ninguno de estos motivos son concluyentes para atreverse a dejar el tratamiento (8). Los elementos que se involucran en el seguimiento o cumplimiento de la medicación son diversos, pero hay que resaltar entre todos los factores que intervienen la motivación del paciente y su participación (7).

A veces, el tratamiento se ve amenazado por una dieta calórica y poca actividad, estas variables tienen un vínculo directamente con la adherencia al tratamiento, y esta se ve afianzada con la reducción de peso y, además, por el número de intentos realizados con el objetivo de perder peso (8). El riesgo de descuido aumenta hasta un 19% a causa de una mala entre pacientes y comunicación sanitario (9).

A la hora de tratar pacientes con obesidad, es importante la dieta, aunque hay que incluirla en un programa general, el cual se complementa con: modificar hábitos de vida, el ejercicio físico e intervención con los profesionales sanitarios (1). A pesar de los resultados relevantes que se consiguen en relación al descenso del peso importante, estos cambios solo persisten en periodo largo en un pequeño porcentaje; por ello es necesario destacar la falta de evidencia acerca de técnicas de motivación de estos pacientes para poder modificar sus estilos de vida o malos hábitos (10).

El tratamiento o método tradicional se basa en la prescripción farmacológica y esta, debe cumplir una serie de condiciones y criterios para poder llevarlo a cabo, por ejemplo: personas con IMC > 30 que además padecen de otra comorbilidad como: diabetes mellitus, dislipemia o hipertensión arterial (1). Asimismo, no debe centrarse como una terapia aislada, sino tiene que estar apoyada también con cambios en la dieta del paciente y ejercicio físico, si fuera necesario (4,11).

En los pacientes, la pérdida de peso ayuda a un desarrollo favorable de la salud. Pero, también significa reducir costes, indirectos como directos, importantes (11), ya que este desembolso puede llegar a valores sobre de los "2.500 millones de euros anuales, que supone un 7 % del gasto total sanitario" (12, 13).

La entrevista motivacional está basada acerca de un prototipo de asistencia dirigido al paciente (14). Incrementa el motivo de generar cambio en la conducta mediante una reflexión autónoma y empática del paciente (1). La entrevista motivacional se basa en 5 preámbulos: manifestar empatía, evitar el enfrentamiento, crear una discrepancia o disensión, fomentar la autoeficacia e intentar general cambio en los puntos de opinión donde persista resistencia (4).

La idea de llevar a cabo la entrevista es conseguir cambios en la conducta (15), permitiendo explorar y resolver ambivalencias, sentimientos que confrontan entre sí, entendiendo la ambivalencia como algo común y comprensible (14).

La posible razón es la existencia de ambivalencia en relación con la exigencia de cambiar (14). La entrevista motivacional funciona con esta ambivalencia, convirtiéndose esta en un aliado en vez de ser un objeto de resistencia, por esto, se aconseja llevar a cabo esta técnica cuando se den estas situaciones (8).

El transcurso de la transformación se basa en diferentes fases, en alguna de estas es más fácil que la persona afectada abandone la actitud de cambio que en otras (16). Pero, cabe destacar que, al asumir, responsabilizarse o comprometerse de un método terapéutico, se consigue la esencia o el requisito deseado para poder conseguir los cambios de hábitos (11).

La estrategia motivacional utiliza herramientas o técnicas como: escucha reflexiva, declaraciones directas, cuestiones abiertas, frases automotivadoras y resúmenes (17-18).

Cuando se refiere a la motivación de los pacientes se trata de la actitud de conseguir unas metas, para que ellos puedan obtener medios y herramientas para adquirir una conducta o una serie de hábitos más saludable (14). Pero este proceso, puede derivar por dos caminos diferentes. El primero de ellos trata la satisfacción progresiva, esta promueve el mantenimiento de un hábito del que se obtienen los resultados positivos, o el segundo, la desilusión que, al contrario, conlleva la renuncia de la conducta en el momento en que los resultados no coinciden con los esperados. Estas dos posibilidades son relevantes para los pacientes que padecen obesidad ya que en muchas ocasiones las metas iniciales que los pacientes se proponen no se alcanzan y esto provoca una mayor desilusión que empeora todavía más la situación (6). Algunas técnicas o procedimientos que se utilizan para esquivar este desarrollo es establecer metas más concretas y alcanzables, para demostrar que con el paso del tiempo se van alcanzando los objetivos marcados o propuestos (16).

El método de tratamiento debe estar fundamentado en la comunicación bidireccional de información entre profesional y paciente, donde participen por parte de ambos para conseguir una decisión final consensuada (1). Esta situación es distinta a la que el profesional sanitario facilita información y el individuo decide individualmente (19). Esta técnica se basa en la fórmula en la que el paciente entiende la información y es capaz de llevar a cabo su decisión. Se puede establecer 4 fases de este proceso para conseguir una decisión compartida (16-17).

— La creación de una relación basada en la confianza (16-17).

- La primera etapa se fundamenta en potenciar la motivación para obtener afirmaciones por parte del paciente de querer o desear el cambio, sus razones y necesidades y razones para poder llevarlo a cabo, (pre)contemplación

— Intercambiar o consensuar la información (feed-back") (16-17).

- La segunda etapa se fundamenta en el paso a la acción y a su mantenimiento por parte del paciente. Para ello, será necesario un diálogo donde se conozca al paciente y su entendimiento acerca de la enfermedad, en este caso la obesidad, para poder empoderarlo y él pueda tomar decisiones. También será imprescindible conocer si el paciente reconoce el problema, porque de lo contrario, debería buscarse otro momento para cuando el paciente lo desee.

— Contemplar las diversas opciones (16-17).

- En el momento que el paciente está informado, es en el que el paciente debe tomar decisiones, ya que, como se ha comentado, es vital la participación del paciente porque el profesional no puede ni debe tomar decisiones por él.

— Determinar el método o técnica y llevarlo a cabo (16-17).

- Elegida la actividad del resto, se decide empezar con esta. Es vital por parte de, tanto profesional como paciente tener claro que es probable que sucedan recaída, por esto, es necesario resaltar que la comunicación es muy relevante para afrontar estos malos momentos y poder realizar el seguimiento correctamente sin acabar en abandono

-

En el proceso de estas etapas se realizarán las técnicas que se mencionaron anteriormente para poder llevar a cabo las cinco premisas en las que está fundamentada la entrevista motivacional (16-17). Todo esto, también con la meta de poder resolver las preferencias del paciente y las ambivalencias que surjan (20).

También es necesario crear una relación basada en la confianza entre el paciente y su entorno (familiares y cuidadores) y los profesionales de la salud. Es relevante señalar que en las primeras consultas o citas debe predominar la transparencia, respeto y empatía. (17). Los profesionales de la salud deben ser conscientes de los errores y quebrantamientos del tratamiento por los pacientes y estar por ello deben estar preparados, porque es en estos momentos cuando los pacientes requieren un refuerzo para no abandonar el tratamiento (21).

En el intercambio de información se contemplan riesgos y beneficios de las actividades que se han propuesto (8), metas deseadas y todo fundamentado con la mejor evidencia, también es imprescindible conocer los objetivos, expectativas, miedos y preferencias de los individuos (22). Igualmente es inevitable que los pacientes sepan los valores y perspectiva de los sanitarios con los que trabajan para conseguir un acuerdo y fortalecer la relación. También, cabe destacar la implicación de los profesionales, la cual, hace llamamiento a la motivación y la información sobre la enfermedad permitiendo la adherencia en el seguimiento del tratamiento y dando lugar a la motivación e incremento del compromiso del paciente (14).

Por último, las obligaciones y deberes de los pacientes pueden dar lugar a que ellos mismos se empoderen y lleven la iniciativa en el tratamiento (23). Destacar las situaciones en las que el paciente medita y decide que método o intervención se realizará conjuntamente. Estos son los puntos claves que destacan en la adherencia al tratamiento de la obesidad (23-26).

Es relevante explicar los métodos o técnicas empleadas durante la entrevista como, por ejemplo: toma de decisiones compartida, técnicas de apoyo y apoderamiento (26).

Autoeficiencia: Confianza y seguridad que tiene uno mismo para poder llevar a cabo una tarea con éxito. Conociendo (3, 17):

— Sacrificio necesario.

— Durabilidad.

— Problemas predecibles

— Frustración de no conseguirlo

Apoderamiento: Procedimiento que tiene como meta proporcionar a los pacientes mayor confianza para que pueda asumir más responsabilidades y autoridad para poder tomar daciones relacionadas con la obesidad (6, 27). Este término es un método prioriza el derecho de los pacientes en la toma de decisiones. Es efectivo para educar y cuidar una enfermedad crónica como la obesidad (28-30).

Participación en la toma de decisiones: técnica que se basa en una conclusión conjunta entre los profesionales de la salud y los pacientes entre una cantidad de opciones diferentes mientras se tienen en cuenta números y distintos elementos que influyen en las tomas de decisiones (22, 31-33).

En esta herramienta de autocuidado es imprescindible seguir seis objetivos concretos (10,34):

- Implicar y contar con las personas
- Conocer las sensaciones y satisfacciones de los individuos
- Demostrar la mejora de la calidad de vida y el autocuidado
- Incrementar los conocimientos sobre la enfermedad que tienen los pacientes

- Desarrollar la adherencia al tratamiento de la enfermedad.
- Disminuir la estancia hospitalaria

Dentro de todas las competencias que poseen los profesionales sanitarios, una de ellas es la promoción a la salud de la población (21, 35-36). Normalmente, es el cuerpo de enfermería quien suele realizar este de técnicas en la población, aunque en ocasiones se realiza de manera multidisciplinar con otros profesionales como: nutricionistas, psicólogos, médicos... Sin embargo, ponerlo en práctica no resulta nada fácil por todos los problemas y dificultades que aparecen (3, 38-39). La poca adherencia es estremecedora, ya que, en los países desarrollados, según datos procedentes de la OMS sobre una adherencia buena, no llegan al 50% (7).

Sobre el seguimiento del tratamiento en la obesidad, acerca de un 80% de los pacientes que comienzan el tratamiento con el objetivo de controlar o reducir su peso no consiguen concluirlo, pues los pacientes se marcan objetivos inalcanzables en breve tiempo, estrés, tienen estilos de vida que no son compaginables con las pautas establecidas, etc. (22, 39).

En conclusión, este estudio tiene como objetivo examinar en la población adulta con obesidad motivacional (IMC superior a 30,0 Kg/m^2) la efectividad de la entrevista para desarrollar y aumentar su adherencia al tratamiento a través de la motivación.

La cuestión PICO que fue seleccionada para llevar a cabo la búsqueda estratégica fue: ¿Es efectiva la entrevista motivacional en la población adulta obesa para mejorar la adherencia al tratamiento de la obesidad?

MATERIAL Y MÉTODOS:

Estrategia de búsqueda de la revisión bibliográfica

En la adquisición de artículos relevantes se empleó la metodología de búsqueda a través de bases de datos electrónicas como: SciELO y MEDLINE (PubMed) entre el intervalo de tiempo de 2014 a 2020. La técnica de búsqueda fue la adquisición de estudios originales acerca de intervenciones o actuaciones sobre de la entrevista motivacional en personas adultos para el objetivo de desarrollar la adherencia al tratamiento.

El proyecto de la búsqueda fue elegido para conseguir artículos originales mediante el uso de cinco para conseguir investigaciones originales mediante cinco palabras clave tanto en inglés como en español, y utilizados individualmente y entre sí: cumplimiento y adherencia al tratamiento / treatment adherence and compliance obesidad / obesity, entrevista motivacional / motivational interwieving y adulto /adult. El primer paso fue, realizar la estrategia de búsqueda utilizando los descriptores y los tesauros de cada una de las bases de datos que estaban vinculados a los términos de búsqueda. Después, para aumentar la sensibilidad de la búsqueda de artículos relevantes se crearon grupos de palabras claves que se consiguieron mediante los DeCS - MeSH, que estaban relacionados a los términos utilizados a la búsqueda, para poder conseguir que los términos utilizados se encontraran en los títulos de las investigaciones encontradas.

Dentro de las dos estrategias que se llevaron a cabo los términos clave o descriptores se relacionaban a través de operadores *booleanos* O u OR se obtuvieron un grupo diferente de términos claves o descriptores y, tras cada término definitorio que se obtuvo de la búsqueda se emplearon los operadores AND o Y. Se eligieron cuatro descriptores de entre todos, como palabras clave, cambiándolos con el resto sin llegar a aplicar en la estrategia los cinco términos a la vez. La primera unión de descriptores fue "obesity" y "adult" y se querían encontrar dentro del título y resumen (operador *booleano* AND), y a continuación, se empleaban el resto de descriptores en los demás campos (OR) uniéndose a la primera "búsqueda" llevada a cabo (AND). Los datos de ambas búsquedas se reflejan en las imágenes que se encuentran más adelante (Figura 1 y 2).

A pesar de los resultados obtenidos a través de las revisiones electrónicas, también se llevaron a cabo búsquedas manuales sobre las referencias bibliográficas de las investigaciones con la intención de mejorar la búsqueda y conseguir investigaciones complementarias (Figura 1 y 2).

Se llevó a cabo la misma técnica en los dos recursos seleccionados. estrategia en los dos recursos utilizados. Se incluyeron dos diagramas, dos resúmenes, que dan a conocer visualmente como se consiguieron los resultados en el momento de llevar a cabo la estrategia de búsqueda (Figura 1 y 2).

Al finalizar la estrategia de búsqueda electrónica se obtuvieron una cantidad de 124 artículos en ambas bases de datos. El primer paso para seleccionar los artículos más relevantes acorde con la investigación fue leer los títulos y resúmenes de éstos, entonces se prescindieron de 77, obteniendo como resultado 43 investigaciones que se estudiaron de manera completa. Entre todos ellos, se excluyeron de nuevo una cantidad de 36 investigaciones ya que no cumplían con los criterios de inclusión que se decidieron, quedando como resultado final un número de 9 artículos. Destacar también, como ya se comentó, los artículos que se consiguieron a través de la búsqueda manual con un total de 4 estudios obtenidos de la propia bibliografía de los artículos seleccionados, que cumplían los criterios de inclusión marcados. En conclusión, el resultado obtenido al final de la estrategia de búsqueda un total de 14 investigaciones se incluyeron en el estudio.

Criterios de inclusión

Los criterios de inclusión que se tuvieron en cuenta para seleccionar los artículos relevantes fueron aquellos que examinaban la efectividad de la entrevista motivacional en las personas adultas (comprendiéndose entre 19-44 años) y que padecían de obesidad (IMC $\geq$ 30,0 Kg/m^2) para mejorar su adherencia al tratamiento.

Los artículos seleccionados se encontraban dentro de un intervalo de tiempo comprendido entre el año 2014 y 2020 y podían encontrarse en dos idiomas: español o inglés (Figura 1).

En estos se debía encontrar la estrategia o método empleado: sesiones o reuniones presenciales con pacientes para poder realizar una entrevista motivacional y poder llevar a cabo un seguimiento. También, en las investigaciones además debía encontrarse el objetivo de dicha entrevista, es decir, indicar si hay mejoría en el seguimiento o no del tratamiento de los pacientes tras las actividades. Por esto, decir que eligieron aquellos artículos que llevaban a cabo un seguimiento.

Por último y para concluir, añadir que las investigaciones que se incluyeron debían ser experimentales o quasi-experimentales.

Extracción de datos

El proceso de obtención de datos se divide en dos apartados: datos relativos acerca del estudio e información sobre los métodos o intervenciones llevados a cabo. En el primer apartado, aparece todos los conocimientos e información acerca de la metodología y estrategia realizada, diseño seleccionado, momento del tiempo en el que se lleva a cabo, lugar donde se realizó, el tamaño de la muestra de pacientes o individuos, e información sobre la edad, género y características sociodemográficas.

La segunda parte consiste en la aportación de información sobre las intervenciones: duración, en qué consiste, quien la lleva a cabo, que medidas se evalúan (motivación y adherencia) y, por último, los resultados que se obtienen.

Para termina, destacar que el autor de esta investigación realizó la obtención de datos se realizó mediante la obtención de datos y a través de una herramienta gestora bibliográfica conocida como Mendeley con el objetivo de llevar una mejor organización y poder trabajar de la manera más cómoda y eficaz.

<u>Figura 1</u>: Búsqueda realizada en la base de datos PubMed

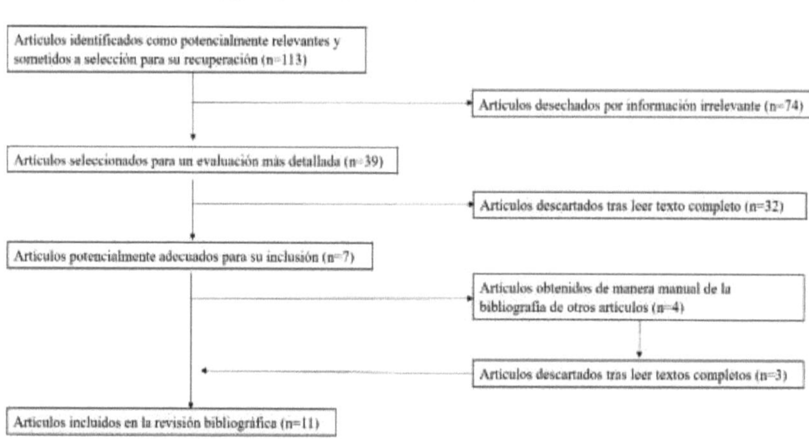

En esta imagen se puede observar cómo se obtuvieron los resultados obtenidos a través de PubMed, como se seleccionaron y excluyeron según los criterios de ya mencionados.

<u>Figura 2</u>: Búsqueda realizada en la base de datos en SciELO

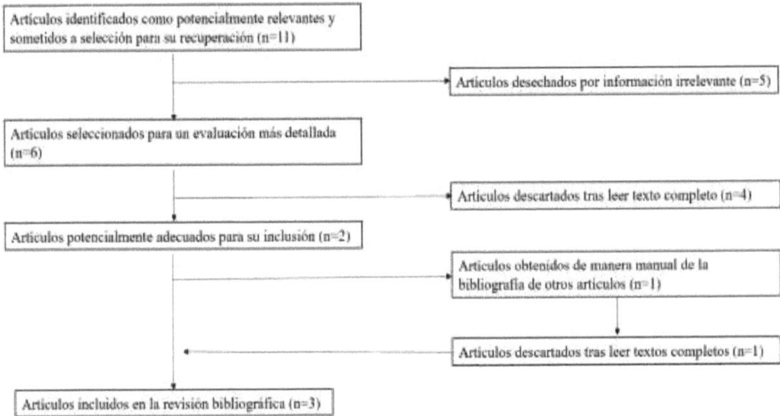

En otra imagen se contempla los datos obtenidos a través de SciELO y como fueron seleccionados y prescindieron los artículos según los criterios mencionados.

RESULTADOS

INVESTIGACIÓN	PROCEDENCIA	DISEÑO	TAMAÑO MUESTRAL	CARACTERÍSTICAS DE LA MUESTRA
Mª Loreto, et al (2014)	España	Quasi-experimental	193 varones 653 mujeres	Adultos con IMC $\geq$ 30 del C. de Salud entre 30 y 70 años
A. Feliu, et al (2014)	España	Quasi-experimental	48 varones 68 mujeres	Adultos con IMC $\geq$ 30
Osich et al (2016)	España	Quasi-experimental	308 varones 153 mujeres	Adultos de 20 años con IMC $\geq$ 30
P. Gorrotxategi, et al (2014)	España	Quasi-experimental	57 varones 32 mujeres	Adultos de 20 años con IMC $\geq$ 30
D. Press (2015)	Inglaterra	Quasi-experimental	303 varones 220 mujeres	Adultos entre 40 y 64 años con IMC $\geq$ 30
Robert. P, et al (2017)	Estados Unidos	Quasi-experimental	100 adultos	Adultos de más de 21 años con IMC $\geq$ 30

Maribel Candelaria (2016)	España	Quasi-experimental	9 varones 7 varones	Adultos de más de 27 años con IMC ≥ 30
Raquel Alba Martín (2015)	España	Quasi-experimental	133 varones 79 mujeres	Adultos entre 27 y 44 años con IMC ≥ 30
Mirkarimi, K (2017)	Estados Unidos	Quasi-experimental	73 varones 68 mujeres	Adultos entre 21 y 44 años con IMC ≥ 30
Concepción Fernández, et al (2015)	México	Quasi-experimental	34 ambos sexos	Adultos de edad con IMC ≥ 30
D. Christie (2014)	Inglaterra	Quasi-experimental	92 varones 65 mujeres	Adultos con 30 o más años con IMC ≥ 30
Kenneth Resnicow, et al (2014)	Estados Unidos	Quasi-experimental	211 varones 161 mujeres	Adultos de 30 años o más con IMC ≥ 30
S. Barret, et al (2018)	Estados Unidos	Experimental	114 varones 72 mujeres	Adultos de 21 y 44 años con IMC ≥ 30

Espinoza, P, et al (2018)	España	Quasi-experimental	32 varones 24 mujeres	Adultos de 20 años con IMC $\geq$ 30

Tabla 1: Datos obtenidos acerca de las investigaciones y tipo y tamaño muestral seleccionados

INVESTIG ACIÓN	MÉTODO	DURAB ILIDAD	¿PERSONA L QUE LO REALIZA?	VARIABLES MEDIBLES	DATOS ESTADÍSTICOS
Mª Loreto, et al (2014)	Coloquios en los que se lleva a cabo una entrevista motivacional para conseguir cambios en los diferentes aspectos diera, estilos de vida y ejercicio físico… e realizar mediciones antropométricas cada 3 semanas	un año	Personal sanitario (enfermeros y médicos)	Adherencia y seguimiento del tratamiento y aumento de la motivación	La investigación demuestra resultados diferentes en las lecturas entre las mediciones previas y posteriores a la intervención. $P \leq 0,02$
A. Feliu (2014)	Distintos pasos de actuación con metas en	tres años	Enfermería	Adherencia y seguimiento del tratamiento y	La investigación demuestra resultados diferentes en las lecturas

				aumento de la motivación	entre las mediciones previas y posteriores a la intervención. P≤ 0,05 (I. Confianza = 95%)
Rosich et al (2016)	Coloquios y entrevista motivacionales de manera semanal entre los participantes de los grupos que irán alternando con los individuos que participan y, en ellos intervendrán los profesionales los cuales motivarán cambios y adherencia al tratamiento	un año	Personal sanitario (enfermeros y médicos)	Adherencia y seguimiento del tratamiento y aumento de la motivación y reducir el peso un 5%	La investigación demuestra resultados diferentes en las lecturas entre las mediciones previas y posteriores a la intervención. P ≤ 0,038

P. Gorrotxategi, et al (2014)	6 reuniones grupales, una mensual, en las que se trabajaba la adherencia a través de la motivación mediante coloquios y los logros conseguidos en el tiempo	seis meses	Personal sanitario (enfermeros y médicos)	Adherencia y seguimiento del tratamiento y aumento de motivación y estabilización del IMC	La investigación demuestra resultados diferentes en las lecturas entre las mediciones previas y posteriores a la intervención. P= 0 ,041
D. Press (2015)	Semanalmente se realiza una entrevista motivacional semanal para aumentar la adherencia en el tratamiento incluyendo dieta y ejercicio físico	Un año	Solo médicos generalistas y especialistas	Adherencia y seguimiento del tratamiento, aumento de motivación y disminución del peso	La investigación demuestra resultados diferentes en las lecturas entre las mediciones previas y posteriores a la intervención. P ≤ 0,043
Robert. P, et al (2017)	Actuación basada en 3 momentos de 1 hora:	seis meses	Médicos	Adherencia y seguimiento del tratamiento y	La investigación demuestra resultados diferentes en las lecturas

				aumento de la motivación	entre las mediciones previas y posteriores a la intervención. P≤ 0,05
	1. Atención estándar + entrevista motivacional 2. Trato con médico generalista 3. Trato médico especialista Todo esto, se realiza por medio del seguimiento de los profesionales mensualmente				
Maribel Candelaria (2016)	Actuación llevada a cabo mensualmente en 6 sesiones basada en 3 fase: 1. Diagnóstica	seis meses	Personal sanitario (enfermería, nutricionistas …)	Adherencia y seguimiento del tratamiento y aumento de la motivación y manejo del peso	El estudio muestra diferencias entre las mediciones o tomas pre y post. P ≤ 0,04

	2. Actuación motivacional 3. Valoración/Evaluación				
Raquel Alba Martín (2015)	Actuaciones en presencial que están basadas en una terapia conductual y una entrevista motivacional con el objetivo de llevar a cabo cambios en el ejercicio y la dieta. El seguimiento a veces se realizaba por teléfono si el paciente no podía acudir presencialmente.	seis meses	Enfermeros	Adherencia y seguimiento del tratamiento y aumento de la motivación	La investigación demuestra resultados diferentes en las lecturas entre las mediciones previas y posteriores a la intervención. P≤ 0,05 (I. C = 95%)

Mirkarimi, K (2017)	Mensualmente se realizan 6 sesiones con la intención de incrementar la motivación para reducir el peso en un periodo de tiempo	seis meses	Enfermeros y médicos	Adherencia y seguimiento del tratamiento y aumento de la motivación y reducción del peso	La investigación demuestra resultados diferentes en las lecturas entre las mediciones previas y posteriores a la intervención. P = 0,047
Concepción Fernández, et al (2015)	45 minutos de sesiones semanal en los primeros 6 meses y después cada 15 días En ellas se llevaban a cabo la entrevista motivacional y los pacientes contaban experiencias entre ellos con la idea de trabajar pensamientos,	Doce meses	Personal sanitario (enfermería, nutricionistas …)	Adherencia y seguimiento del tratamiento y aumento de la motivación y pérdida del peso	La investigación demuestra resultados diferentes en las lecturas entre las mediciones previas y posteriores a la intervención. P≤ 0,05 (I. Confianza = 95%)

	emociones, cambios en la dieta…				
D. Christie (2014)	Intervenciones semanales con grupos reducidos de personas para donde se lleva a cabo la entrevista y se cuentan las experiencias entre ellos para motivarse mutuamente	seis meses	Personal sanitario	Adherencia y seguimiento del tratamiento y aumento de la motivación	La investigación demuestra resultados diferentes en las lecturas entre las mediciones previas y posteriores a la intervención. P= 0,044
Kenneth R, (2014)	Grupos compuestos en los cuales se lleva a cabo intervenciones cada 14 días y se trabaja grupalmente	Dos años	Personal sanitario (enfermería y médicos)	Adherencia y seguimiento del tratamiento y aumento de la motivación y reducir del peso	La investigación demuestra resultados diferentes en las lecturas entre las mediciones previas y posteriores a la intervención. P≤ 0,03

| S. Barret, et al (2018) | Intervenciones semanales en las que en cada una de ellas se llevan a cabo de nuevo la entrevista motivacional para volver a conocer la situación de los individuos y trabajar con las experiencias y emociones | tres meses | Personal sanitario (enfermería, médicos…) | Adherencia y seguimiento del tratamiento y aumento de la motivación | La investigación demuestra resultados diferentes en las lecturas entre las mediciones previas y posteriores a la intervención. P= 0,038 |
| Espinoza, P, et al (2018) | Entrevista motivacional realizadas en de diferentes intervenciones semanales en las que se trabaja la confianza y motivación con los | cuatro meses | Enfermeros | Adherencia y seguimiento del tratamiento y aumento de la motivación y reducir del peso | La investigación demuestra resultados diferentes en las lecturas entre las mediciones previas y posteriores a la intervención. P = 0,04 |

	individuos y se refuerza con vivencias entre los participantes			

Tabla 2: Datos sobre las sesiones llevadas en cada investigación

Análisis de las investigaciones seleccionadas

En los resultados de la tabla 1 se muestran las investigaciones de distintos orígenes, es decir, diferentes países, distintas culturas, pero hay que señalar que la mayoría de los artículos tienen origen en España seguidos de los estadounidenses. Prácticamente, la totalidad de los diseños de los artículos han sido "Quasi-experimentales", menos uno que fue experimental (1-2,4-6,8,9,11,17,20,23-25,27-28).

Los tamaños muestrales fueron muy distintos entre de las distintas investigaciones, se puede apreciar un intervalo que comprende desde 16 hasta 846 participantes, dando lugar a una importante diferencia entre tamaños muestrales entre los grupos, con individuos con características diferentes que cumplen con los criterios de inclusión que se mencionaron. El número de hombres fue el gran predominante en todas las investigaciones, ya que la incidencia de obesidad en los varones es mayor, aunque no en todas las investigaciones se aprecia, además, comentar que dos estudios seleccionados no realizaron distinción de género (1,9,17-18).

Hay que destacar que las investigaciones que realizan estas actuaciones con grupos muestrales de tamaño menor obtienen mejores resultados ya que es más fácil el seguimiento de los participantes del estudio, en comparación con un gran grupo (17,24).

También, los participantes de menor edad realizaban mejor el seguimiento del tratamiento comparado con la población adulta, pues se encontraban más preocupados por su estado de salud, además de que solían expresar más sus miedos, dudas y pensamientos (1,21,23).

En la tabla 2, se observan datos de las actuaciones que estaban preparadas para trabajar con la motivación de los individuos con el objetivo de incrementar ésta, pero provocando una mejor adherencia al tratamiento.

Estas actuaciones fueron semipresenciales y presenciales según los diferentes artículos. La formación que se impartió se llevó a cabo en zonas sanitarias (consultorios, hospitales, centro de salud…) (1-2,4-6,9,11,17,20,22-28).

Las investigaciones que realizaban actuaciones semanalmente o con más frecuencia demostraron mejores resultados en el seguimiento de las que las que realizaban mensualmente y, por tanto, obtuvieron mejores resultados (2-4,9,11,20-21,23-27). De esta misma manera, la duración del seguimiento también influía en los resultados, ya que en las investigaciones dónde el seguimiento era igual o mayor a seis meses se mostraron efectos más beneficiosos que en las que el seguimiento era inferior (1-2,4-6,9,11,22).

Los temas que se tratan en las diferentes intervenciones: sentimientos, experiencias, la motivación de cada individuo… cambios en el ejercicio, la dieta y la adherencia al tratamiento. Además, también se trabajaron conceptos como las actitudes negativas, por ejemplo: evasión, miedo a aumentar el peso o no conseguir la meta… Se trabajaron algunos de los factores que afectaban y condicionaban a los participantes según (etnia, género, religión edad, etc.), el condicionamiento por las creencias y las emociones en las actitudes (religión, cultura, etc.). Algunas de los artículos no eran transparentes sobre los contenidos que trataban, solamente hablaba de "información vinculada con la entrevista motivacional" (24).

Las investigaciones en las que los participantes narraban sus experiencias y anécdotas mostraban efectos positivos en el resto de individuos ya que, a través de ellas, observaban efectos beneficiosos pues se apreciaba que, por ejemplo, las recaídas o percances eran comunes. De esta manera, llegaban a ser un refuerzo positivo. Estas intervenciones se daban con más frecuencia en grupos reducidos (9,10,18).

También contribuía el periodo de formación de los pacientes y el tiempo que se dedica a su seguimiento. Pero en algunas investigaciones, no se indicaba la duración de las sesiones, pues muchas veces no se estimaba un tiempo determinado, pero oscilaba en un intervalo entre los 3 meses (siendo el más breve) y 3 años (el más largo). (13,27).

La formación mencionada en los estudios, fue impartida profesionales sanitarios: enfermeros, médicos (generalistas y especialistas) y nutricionistas especializados. Todos los artículos tuvieron efectos beneficiosos, pero no todos por igual, por tanto, es necesario señalar que, a grupo muestral más reducido mostraban mejores resultados. De la misma manera, ocurría con los profesionales sanitarios que las llevan a cabo, a más profesionales, era más difícil de realizar el seguimiento al tener que compartir competencias y que cada profesional realizaba la intervención de manera diferente al resto (2,21-22). Acerca de la efectividad de las investigaciones, todas destacaron por mostrar diferencias estadísticamente significativas en las variables resultados (p≤0.05).

Cada intervención trató el tema de manera diferente, es decir, utilizando metodologías distintas unos de otro, por ejemplo: terapias, sesiones e intervenciones experimentales en grupo (dónde con los profesionales de la salud exponían sus experiencias o anécdotas y sentimientos (miedos...)) (3,6,11,24,27), Otras realizaban las terapias motivacionales utilizando coloquios y visitas presenciales a los pacientes que se basaban en distintas intervenciones en cada uno de las sesiones (diagnosticar, intervenir, y evaluar). Pero, al final, todas ellas tenían como meta desarrollar y potenciar la adherencia al tratamiento (4,21-22,24,27).

Prácticamente, todas las investigaciones se llevaron a cabo de forma presencial, aunque algunas de ellas se realizaban por vía telefónica (11). Todos los participantes en los estudios fueron voluntarios sin conseguir ninguna remuneración.

Por último, señalar las diferentes metodologías y prácticas de intervención que se llevaron a cabo entre la gran variedad y diversidad de estudios, por ejemplo: en los métodos de trabajar o utilizar la información de la entrevista motivacional y llevar a cabo su seguimiento.

DISCUSIÓN

Esta investigación, revisión, realizada tuvo como meta analizar el efecto beneficioso de la entrevista motivacional en los individuos adultos que padecían obesidad con el objetivo de desarrollar y aumentar adherencia al tratamiento. A pesar de la gran cantidad de artículos que hay, y lo diversos que son unos de otros, se seleccionaron aquellos que tras llevar a cabo la intervención continuaban realizando un seguimiento.

El artículo estaba formado por 14 investigaciones, de los que gran parte de ellos llegaron a la conclusión de que los individuos que participaron en las intervenciones conseguían llegar a mejorar la adherencia al tratamiento al mismo tiempo que contaban con el apoyo por parte del profesional sanitario en la lucha contra esta enfermedad.

El análisis de los resultados acerca de la entrevista motivacional demostraba evidencia para llevar cambios y modificaciones en los hábitos alimenticios y ejercicio físico ya que provoca cambios positivos en la adherencia al tratamiento dando lugar a una mejoría en la calidad de vida de los individuos (incremento de autocontrol, mejoría de la imagen corporal de cada paciente, entre otros) y a la vez que ayuda a olvidar obviando malos hábitos que conducen a conductas negativas como comer alimentos impulsivamente…) (1-2,6,22,27).

Algo importante a destacar sobre los estudios seleccionados es que se aprecia la aplicación de una gran diversidad de estrategias y métodos, sobre el número de intervenciones, su duración y tiempo de seguimiento llevado a cabo (19). A causa de esta gran variedad, es difícil llegar a un consenso o conclusión exacta acerca de cuál sería la duración adecuada del intervalo entre intervenciones, ni la duración de ésta, ni cuál sería el equipo de profesionales (número de personas y especialidades). Esto da lugar a que se dificulte poder monitorizar las variables resultados elegidas de una forma más correcta (27-28).

Por estos motivos, se podría recomendar que los profesionales de atención primaria (sobre todo enfermería, pues son ellos los que realizan la promoción a la salud), debería ser capaces de aprender métodos y técnicas acerca de la entrevista motivacional para poder utilizarla con sus pacientes. Por este razonamiento, se piensa que se podría convertir esta intervención en un procedimiento costo-efectivo para desarrollar la mejor adherencia y como consecuencia de ello, resultados positivos en la salud a largo plazo (4,20,24,27).

Por último, otro aspecto que cabe tener presente es el estudio que incorpora el seguimiento telefónico (11), dónde también se consiguieron resultados positivos, aunque al haber observado los resultados en global, se aprecia que las sesiones que se llevaron a cabo de manera presencial (y grupal) se adaptaron mejor a las necesidades emocionales (1,2,4,9,17,20,23-25,28).

Limitaciones del estudio

Aunque los datos obtenidos sean convincentes, es relevante dar a saber cuáles han sido las limitaciones durante este estudio. El primero de los inconvenientes ha sido la imposibilidad de poder acceder a algunos estudios. Otra limitación ha sido propia de la propia estrategia de búsqueda y obtención de datos. La táctica empleada en la búsqueda se basó en priorizar la sensibilidad, para poder conseguirlo, se seleccionaron varias bases de datos, y estas, se complementaron con rastreo de referencias (búsqueda manual). Y para acabar, no haber incluido la literatura gris.

La conclusión que se obtiene de esta investigación se puede resumir en que los artículos demuestran que la entrevista motivacional que es realizada por los profesionales de la salud, sobre todo enfermería, en los adultos con obesidad causa una mejor aceptación y mejoría mediante un seguimiento intensivo, cambios favorables en sus comportamientos (motivación, emociones, habilidad, etc…). Pero, ante todo, destaca su gran utilidad y ayuda para lograr una adherencia mejor al tratamiento.

BIBLIOGRAFÍA

1. Barcenilla B. G, Martínez Rubio A. Entrevista motivacional: una herramienta en el manejo de la obesidad, (22), 133–141. Pediatria A.Primaria (2015). [citado 7 SEP 2020]. Disponible en: http://scielo.isciii.es/scielo.php?script=sci_arttext&pid=S1139-76322013000300016&lng=es

2. Galvez Espinosa P, Gómez San Carlos N, Nicoletti Rojas D, Cerda Rioseco R. (2018)¿Es efectiva la entrevista motivacional individual en la malnutrición por exceso? A. Primaria [Internet]. https://www.ncbi.nlm.nih.gov/pubmed/. [citado 10 7 SEP 2020]. Disponible en: https://doi.org/10.1016/j.aprim.2018.04.006

3. ESPINOZA, Patricia Gálvez, et al. ¿Es efectiva la entrevista motivacional individual en la malnutrición por exceso? Una revisión sistemática de la literatura. Atención Primaria, 2019, vol. 51, no 9, p. 548-561.

4. Loreto M., Marcos T, Rosich N, María J, Royo P., Casas A. G., et al, Eficacia de las estrategias de motivación en el tratamiento del sobrepeso y obesidad, 30(4), 741–748. Nutrición Hospitalaria (2014). [Citado 4 SEP 2020]. Disponible en: https://doi.org/10.3305/nh.2014.30.4.7704

5. Kamal Mirkarimi M, Javad Kabir M, Reza Honarvar M. Phil M, Maryam E.Effect of Motivational Interviewing on Weight Efficacy Lifestyle among Women with Overweight and Obesity: A Randomized Controlled Trial. IJMS (2017) PubMed Central (PMC). [Citado 7 SEP 2020]. Disponible en: https://www.ncbi.nlm.nih.gov/pmc/articles/PMC5366367/

6. Walsh S, Welsh J, Holly S, Nelson J, Palmer W, Vos M. Nutrition in Clinical Practice [Internet]. Clinical Pediatrics (2014) [Citado 7 SEP 2020]. Disponible en:

https://journals.sagepub.com/doi/abs/10.1177/0009922814553432?journalCode
=cpja

7. Trillo J M, Martín Moreno F.. Toma de decisiones compartidas a través de la entrevista motivaconal con el paciente obeso, *24*. RCE AP (2016) [Citado 20 SEP 2020]. Disponible en: https://ddd.uab.cat/pub/rceap/rceap_a2009m5n17/rceap_a2009m5n17a9.pdf

8. Golay A. Dietary and body weight control: therapeutic education, motivational interviewing and cognitive-behavioral approaches for long-term weight loss maintenance- Nestle Nutr Workshop. 2017 [Citado 20 SEP 2020]. Disponible en: https://www.ncbi.nlm.nih.gov/pubmed/16820736

9. Martínez M. C, García I., Daniel B,Aranda EAdherence to nutritional therapy: Intervention based on motivational interviewing and brief solution-focused therapy, 32–39. Rev. Mex. de trastor. Aliment . (2016). [Citado 20 SEP 2020]. Disponible en: http://www.scielo.org.mx/scielo.php?pid=S2007-15232016000100032&script=sci_arttext

10. Malbadi G, Romero V.). Entrevista motivacional como estrategia para el cambio de conducta en el tratamiento de la obesidad. Facultad de Ciencias de la Salud (2014) [online] [Citado 26 ENE 2020]. Disponible en: https://revistas.uax.es/index.php/biociencia/article/view/671/627

11. Rajmil L, Bel J, Clofent, R., Cabezas C, Castell C, & Espallargues M. Intervenciones clínicas en sobrepeso y obesidad: revisión sistemática de la literatura 2009-2014. Anales de Pediatría (2017)., 86(4), 197–212. [Citado 13 ENE 2020]. Disponiblele en: https://doi.org/10.1016/j.anpedi.2016.03.012

12. Revisión bibliográfica. Análisis de la efectividad de la entrevista motivacional en personas con obesidad adultas. NURE investigación [Internet].

2020 [cited 28 September 2020];(106):1-2, 10. Available from: https://dialnet.unirioja.es/servlet/articulo?codigo=7474868

13. Dorsten B. Van. Revisión en Nutrición Pediátrica (2014). The Use of Motivational Interviewing in Weight Loss.

14. FERNÁNDEZ HERNÁNDEZ, Laura, et al. Entrevista motivacional como intervención enfermera para el abordaje de los trastornos de la conducta alimentaria. 2017.

15. RODRÍGUEZ GÓMEZ, Emma. La Entrevista Motivacional aplicada a pacientes con mala adherencia al tratamiento de la obesida. de Enfermería de Atención Primaria. 2017.

16. Tárraga M, María L. Eficacia de la intervencion motivacional en el tratamiento de la obesidad. RUIdeRA (2017) [Citado 25 AGO 2020]. Disponible en: https://ruidera.uclm.es/xmlui/handle/10578/15299

17. Ana D., & Cappelletti, M. Entrevista motivacional en personas obesas. Sociedad Argentina de Nutrición (2017) [Citado 27 AGO 2020]. Disponible en: http://www.sanutricion.org.ar/files/upload/files/ficha-entrevista-motivacional.pdf

18. Martín R. A., Luis J., & García S.. Análisis de las modificaciones en el índice de masa corporal en un grupo de pacientes con obesidad y mayores de edad 1, 18(2), 31–42.
Sociedad Argentina de Nutrición (2016) [Citado 13 SEP 2020]. Disponible en: https://doi.org/10.11144/Javeriana.ie18-2.amim

19. Loreto M., Marcos T, María J., Royo P, Rosich N, Albero J. S, et al.. T. JONNPR (2016). Effect of a motivational intervention of obesity upon

cardiovascular risk factors, 1(2), 56–64. [Citado 5 AGO 2020]. Disponible en: https://doi.org/10.19230/jonnpr.2016.1.2.974

20. Solbrig L, Whalley B, Kavanagh D, May J, Parkin T, Jones R, et al.. Entrenamiento de imágenes funcionales versus entrevistas motivacionales para bajar de peso: un ensayo controlado aleatorio de breves intervenciones individuales. INTJ Obes 2017 [Citado 19 SEP 2020]. Disponible en: https://www.ncbi.nlm.nih.gov/pubmed/30185920

21. ROMERO, Fátima Vega; MALBADI, Elixabet Goikoetxea. La entrevista motivacional como estrategia para el cambio de conducta en el tratamiento de la obesidad. Biociencias, 2014, vol. 11, p. 13.

22. Schwartz R. P, Hamre R, Dietz W. H, Wasserman R. C, Slora E. J, Myers E, et al. Office-Based Motivational Interviewing to Prevent Obesity. Archives of Pediatrics & Adolescent Medicine, 161(5), 495. (2017). [Citado 21 AGO 2020]. Disponible en: https://www.ncbi.nlm.nih.gov/pubmed/17485627

23. Resnicow K, McMaster F. Motivational Interviewing: moving from why to how with autonomy support. International Journal of Behavioral Nutrition and Physical Activity, 9(1), 19. Arch Pediatr Adolesc Med (2014) [Citado 26 AGO 2020]. Disponible en: https://www.ncbi.nlm.nih.gov/pubmed/22385702

24. Fernández-moreno A. C, &Jiménez-garcía Á. Intervención grupal en la obesidad a través de la terapia cognitivo-conductual (Entrevista motivacional) Index Funfation (201) [Citado 17 AGO 2020]. Disponible en: http://www.index-f.com/para/n22/pdf/280.pdf

25. Christie D., & Channon S. The potential for motivational interviewing to improve outcomes in the management of diabetes and obesity in peadiatric and adult populations : a clinical review, 381–387. (2014).

26. Maguiña M. (2016). Entrevista motivacional para mejorar la adherencia en tratamiento de la Obesidad en adolescentes y adultos, 2, 260–266. [Citado 18 SEP 2020]. Disponible en: https://pdfs.semanticscholar.org/cbc4/1ba8e9da495376e15755333554b4b211b30d.pdf

27. Begg S Halloran O, Kingsley M. Peter W. La entrevista motivacional integrada y la terapia cognitiva conductual pueden aumentar la actividad física y mejorar la salud de los pacientes adultos de atención ambulatoria en un hospital regional: el ensayo controlado aleatorio Healthy 4U. BMC Public Health 2018 [Citado 23 ENE 2020]. Disponible en: https://www.ncbi.nlm.nih.gov/pubmed/30305078

28. Press D, Harmon J.Pharmacist interventions for obesity: improving treatment adherence and patient outcomes. Integr Pharm Res Pract (2015) [Internet]. [Citado 11 SEP 2020]. Disponible en: https://www.ncbi.nlm.nih.gov/pmc/articles/PMC5741031/

29. DE LORENZO URIEN, Elena, et al. Ármate de motivación, desármate de kilos. Entrevista motivacional como herramienta contra el sobrepeso y la obesidad. 2020.

30. CANDELARIA MARTÍNEZ, Maribel; GARCÍA CEDILLO, Ismael; ESTRADA ARANDA, Benito Daniel. Adherencia al tratamiento nutricional: intervención basada en entrevista motivacional y terapia breve centrada en soluciones. Revista mexicana de trastornos alimentarios, 2016, vol. 7, no 1, p. 32-39.

31. Gutiérrez Pérez, S. (2019). Intervenciones de enfermería en adultos con obesidad. Revisión sistemática.

32. BREVIS URRUTIA, Ivonne; VALENZUELA SUAZO, Sandra; SÁEZ CARRILLO, Katia. Efectividad de una intervención educativa de enfermería sobre la modificación de factores de riesgo coronarios. Ciencia y enfermería, 2014, vol. 20, no 3, p. 43-57.

33. EWERT, Carola Pérez, et al. Evaluación del Modelo multicomponente del cuidado acerca del apoyo a personas con prediabetes y obesidad en Mexico. Actualidades en Psicología, 2016, vol. 30, no 121, p. 103-117.

34. SÁNCHEZ GARRIDO, Flor de María. Efectividad de los programas de intervención para mejorar la adherencia al tratamiento y autocuidado en pacientes con enfermedades crónicas. 2019.

35. GARCÍA-LLANA, H.; DOÑATE, B. Rodríguez; DE COS BLANCO, A. I. Motivación y Adhesión a Tratamiento. Abordaje Integral en la Consulta Hospitalaria de Obesidad. Revista Española de Obesidad. Marzo, 2010, vol. 8, no 2, p. 87-92.

36. ARANCETA-BARTRINA, Javier, et al. Prevalencia de obesidad general y obesidad abdominal en la población adulta española (25–64 años)   2014–2015: estudio ENPE. Revista Española de Cardiología, 2016, vol. 69, no 6, p. 579-587.

37. GUTIÉRREZ-VALENCIA, Marta, et al. Prevalencia de polifarmacia y factores asociados en adultos mayores en España: datos de la Encuesta Nacional de Salud 2017. Medicina Clínica, 2019, vol. 153, no 4, p. 141-150. [Citado 11 SEP 2020].

38. PAJUELO RAMÍREZ, Jaime, et al. El sobrepeso, la obesidad y la obesidad abdominal en la población adulta. En Anales de la Facultad de Medicina. UNMSM. Facultad de Medicina, 2019. p. 21-27.

39. MARCOS, Mª Loreto Tárraga, et al. Efecto de una intervención motivacional de Obesidad sobre factores de riesgo cardiovascular. Journal of Negative and No Positive Results: JONNPR, 2016, vol. 1, no 2, p. 56-64. [Citado 25 SEP 2020].

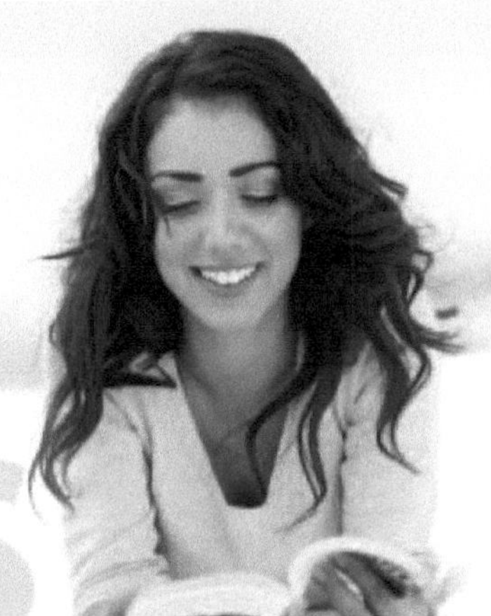

I want morebooks!

Buy your books fast and straightforward online - at one of world's fastest growing online book stores! Environmentally sound due to Print-on-Demand technologies.

Buy your books online at
www.morebooks.shop

¡Compre sus libros rápido y directo en internet, en una de las librerías en línea con mayor crecimiento en el mundo! Producción que protege el medio ambiente a través de las tecnologías de impresión bajo demanda.

Compre sus libros online en
www.morebooks.shop

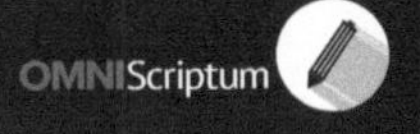

KS OmniScriptum Publishing
Brivibas gatve 197
LV-1039 Riga, Latvia
Telefax: +371 686 204 55

info@omniscriptum.com
www.omniscriptum.com

OMNIScriptum

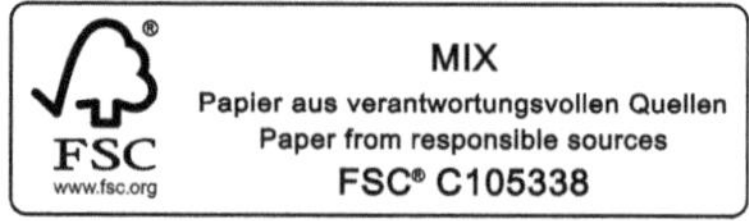

Printed by Books on Demand GmbH, Norderstedt / Germany